www.ingramcontent.com/pod-product-compliance
Lightning Source LLC
Chambersburg PA
CBHW072145170526
45158CB00004BA/1515
* 9 7 8 1 0 9 0 9 3 9 4 2 5 *